Baby Shower

_____

_____

_____

_____

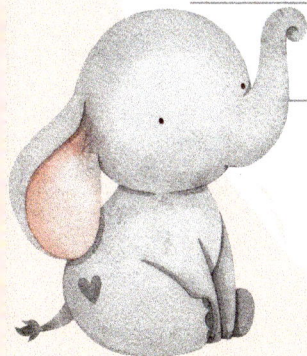

Dear Baby

I hope you learn _____

I hope you aren't afraid _____

I hope you love _____

I hope you get _____

I hope you have your mom's _____

I hope you have your dad's _____

I hope you become _____

and I hope you _____

With love

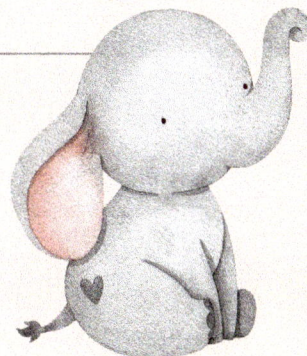

Dear Baby

I hope you learn _____

I hope you aren't afraid _____

I hope you love _____

I hope you get _____

I hope you have your mom's _____

I hope you have your dad's _____

I hope you become _____

and I hope you _____

With love

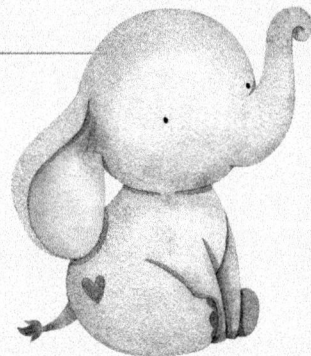

Dear Baby

I hope you learn _____

I hope you aren't afraid _____

I hope you love _____

I hope you get _____

I hope you have your mom's _____

I hope you have your dad's _____

I hope you become _____

and I hope you _____

With love

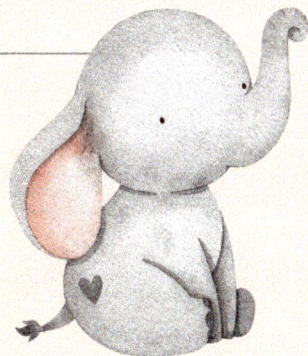

Dear Baby

I hope you learn _____

I hope you aren't afraid _____

I hope you love _____

I hope you get _____

I hope you have your mom's _____

I hope you have your dad's _____

I hope you become _____

and I hope you _____

With love

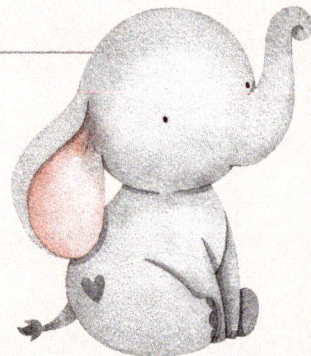

Dear Baby

I hope you learn _____

I hope you aren't afraid _____

I hope you love _____

I hope you get _____

I hope you have your mom's _____

I hope you have your dad's _____

I hope you become _____

and I hope you _____

With love

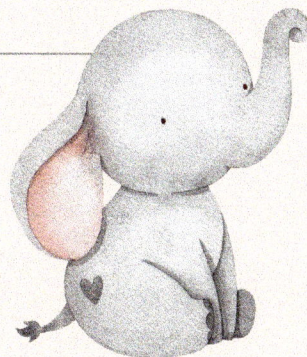

Dear Baby

I hope you learn _____

I hope you aren't afraid _____

I hope you love _____

I hope you get _____

I hope you have your mom's _____

I hope you have your dad's _____

I hope you become _____

and I hope you _____

With love

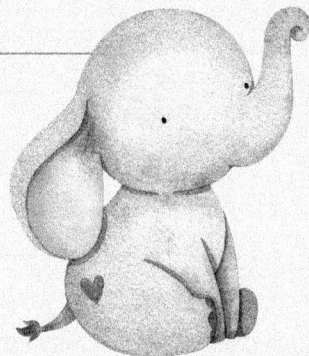

Dear Baby

I hope you learn _____

I hope you aren't afraid _____

I hope you love _____

I hope you get _____

I hope you have your mom's _____

I hope you have your dad's _____

I hope you become _____

and I hope you _____

With love

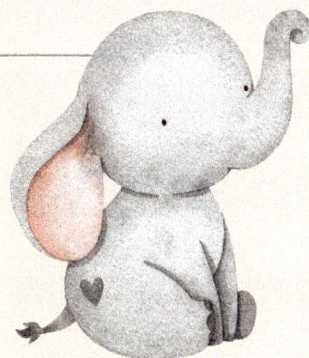

Dear Baby

I hope you learn_____

I hope you aren't afraid_____

I hope you love_____

I hope you get_____

I hope you have your mom's_____

I hope you have your dad's_____

I hope you become_____

and I hope you_____

With love

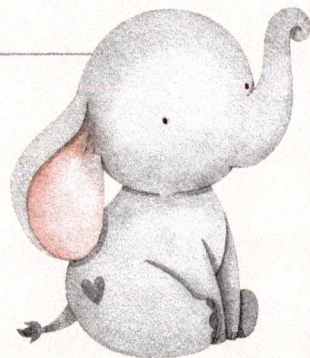

Dear Baby

I hope you learn _____

I hope you aren't afraid _____

I hope you love _____

I hope you get _____

I hope you have your mom's _____

I hope you have your dad's _____

I hope you become _____

and I hope you _____

With love

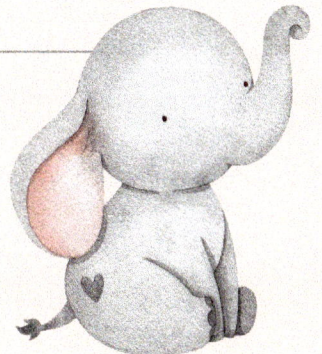

Dear Baby

I hope you learn _____

I hope you aren't afraid _____

I hope you love _____

I hope you get _____

I hope you have your mom's _____

I hope you have your dad's _____

I hope you become _____

and I hope you _____

With love

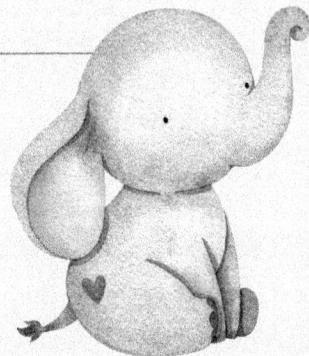

Dear Baby

I hope you learn _____

I hope you aren't afraid _____

I hope you love _____

I hope you get _____

I hope you have your mom's _____

I hope you have your dad's _____

I hope you become _____

and I hope you _____

With love

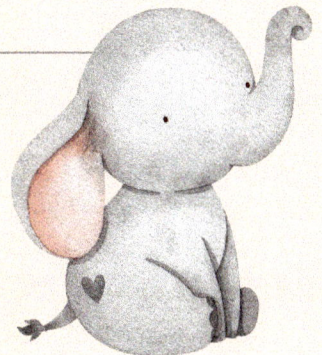

Dear Baby

I hope you learn _____

I hope you aren't afraid _____

I hope you love _____

I hope you get _____

I hope you have your mom's _____

I hope you have your dad's _____

I hope you become _____

and I hope you _____

With love

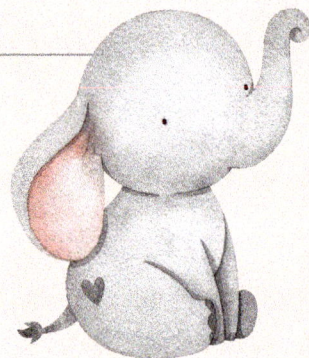

Dear Baby

I hope you learn_____

I hope you aren't afraid_____

I hope you love_____

I hope you get_____

I hope you have your mom's_____

I hope you have your dad's_____

I hope you become_____

and I hope you_____

With love

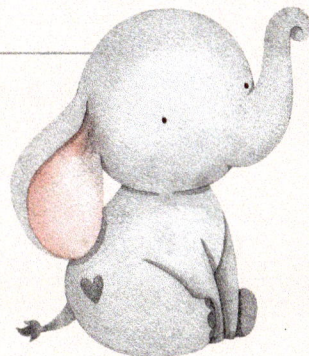

Dear Baby

I hope you learn _____

I hope you aren't afraid _____

I hope you love _____

I hope you get _____

I hope you have your mom's _____

I hope you have your dad's _____

I hope you become _____

and I hope you _____

With love

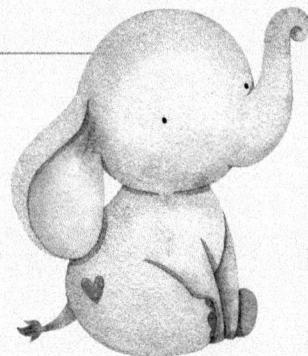

Dear Baby

I hope you learn _____

I hope you aren't afraid _____

I hope you love _____

I hope you get _____

I hope you have your mom's _____

I hope you have your dad's _____

I hope you become _____

and I hope you _____

With love

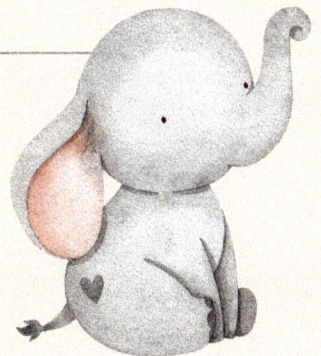

Dear Baby

I hope you learn _____

I hope you aren't afraid _____

I hope you love _____

I hope you get _____

I hope you have your mom's _____

I hope you have your dad's _____

I hope you become _____

and I hope you _____

With love

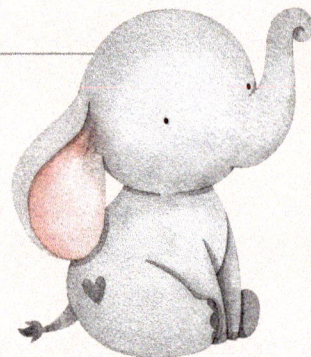

Dear Baby

I hope you learn _____

I hope you aren't afraid _____

I hope you love _____

I hope you get _____

I hope you have your mom's _____

I hope you have your dad's _____

I hope you become _____

and I hope you _____

With love

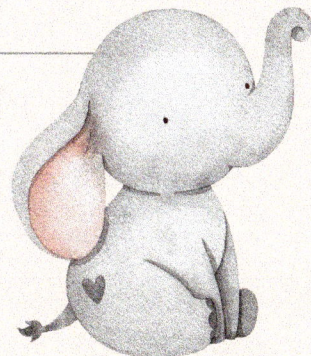

Dear Baby

I hope you learn_____

I hope you aren't afraid_____

I hope you love_____

I hope you get_____

I hope you have your mom's_____

I hope you have your dad's_____

I hope you become_____

and I hope you_____

With love

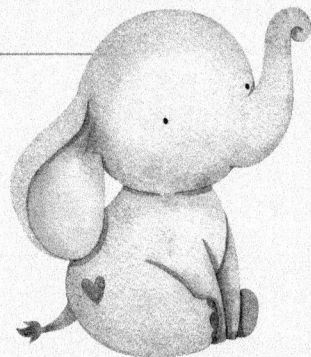

Dear Baby

I hope you learn _____

I hope you aren't afraid _____

I hope you love _____

I hope you get _____

I hope you have your mom's _____

I hope you have your dad's _____

I hope you become _____

and I hope you _____

With love

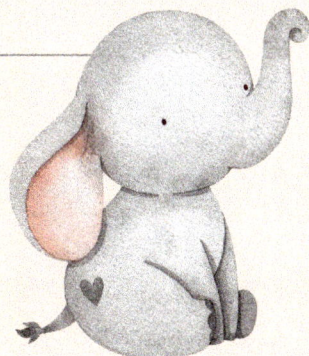

Dear Baby

I hope you learn_____

I hope you aren't afraid_____

I hope you love_____

I hope you get_____

I hope you have your mom's_____

I hope you have your dad's_____

I hope you become_____

and I hope you_____

With love

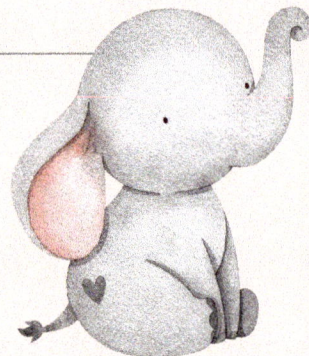

Dear Baby

I hope you learn _____

I hope you aren't afraid _____

I hope you love _____

I hope you get _____

I hope you have your mom's _____

I hope you have your dad's _____

I hope you become _____

and I hope you _____

With love

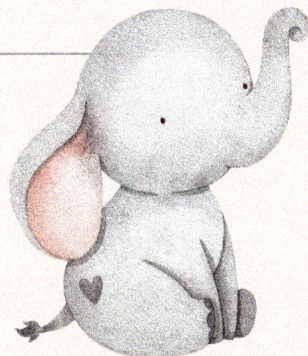

Dear Baby

I hope you learn _____

I hope you aren't afraid _____

I hope you love _____

I hope you get _____

I hope you have your mom's _____

I hope you have your dad's _____

I hope you become _____

and I hope you _____

With love

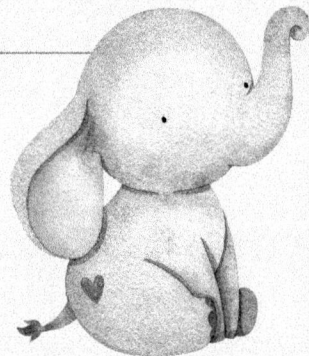

Dear Baby

I hope you learn _____

I hope you aren't afraid _____

I hope you love _____

I hope you get _____

I hope you have your mom's _____

I hope you have your dad's _____

I hope you become _____

and I hope you _____

With love

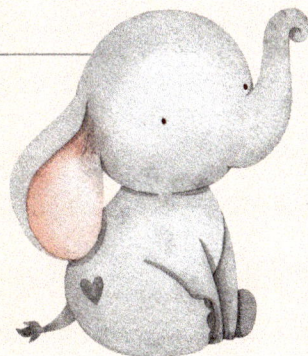

Dear Baby

I hope you learn _____

I hope you aren't afraid _____

I hope you love _____

I hope you get _____

I hope you have your mom's _____

I hope you have your dad's _____

I hope you become _____

and I hope you _____

With love

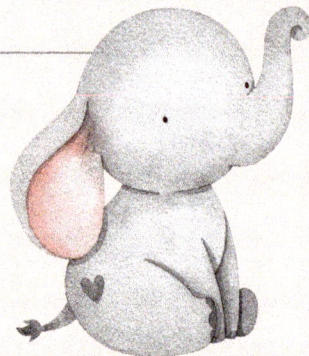

Dear Baby

I hope you learn _____

I hope you aren't afraid _____

I hope you love _____

I hope you get _____

I hope you have your mom's _____

I hope you have your dad's _____

I hope you become _____

and I hope you _____

With love

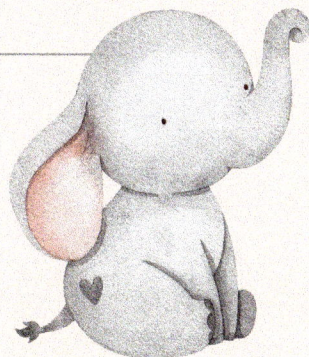

Dear Baby

I hope you learn_____

I hope you aren't afraid_____

I hope you love_____

I hope you get_____

I hope you have your mom's_____

I hope you have your dad's_____

I hope you become_____

and I hope you_____

With love

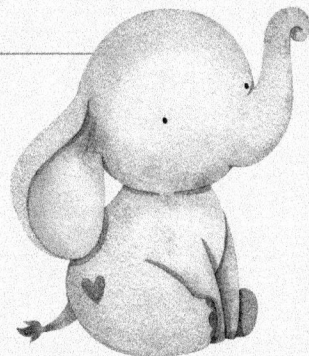

Dear Baby

I hope you learn _____

I hope you aren't afraid _____

I hope you love _____

I hope you get _____

I hope you have your mom's _____

I hope you have your dad's _____

I hope you become _____

and I hope you _____

With love

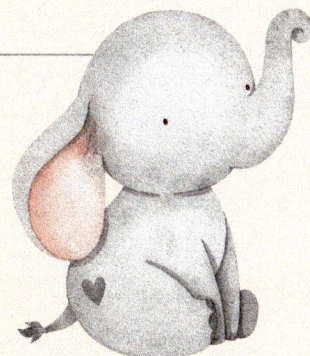

Dear Baby

I hope you learn _____

I hope you aren't afraid _____

I hope you love _____

I hope you get _____

I hope you have your mom's _____

I hope you have your dad's _____

I hope you become _____

and I hope you _____

With love

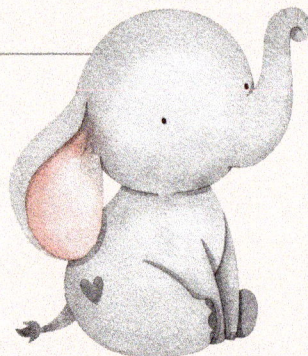

Dear Baby

I hope you learn _____

I hope you aren't afraid _____

I hope you love _____

I hope you get _____

I hope you have your mom's _____

I hope you have your dad's _____

I hope you become _____

and I hope you _____

With love

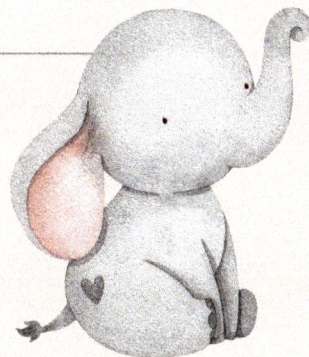

Dear Baby

I hope you learn_____

I hope you aren't afraid_____

I hope you love_____

I hope you get_____

I hope you have your mom's_____

I hope you have your dad's_____

I hope you become_____

and I hope you_____

With love

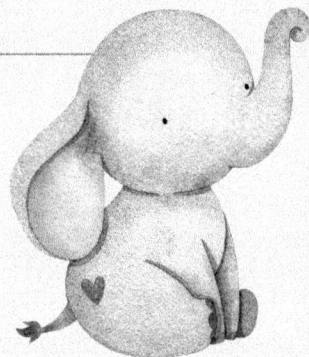

Dear Baby

I hope you learn _____

I hope you aren't afraid _____

I hope you love _____

I hope you get _____

I hope you have your mom's _____

I hope you have your dad's _____

I hope you become _____

and I hope you _____

With love

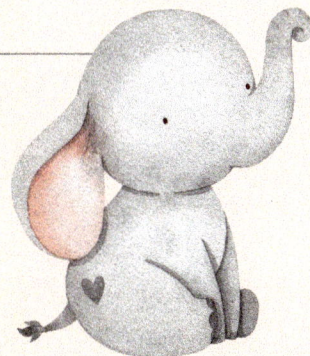

Dear Baby

I hope you learn _____

I hope you aren't afraid _____

I hope you love _____

I hope you get _____

I hope you have your mom's _____

I hope you have your dad's _____

I hope you become _____

and I hope you _____

With love

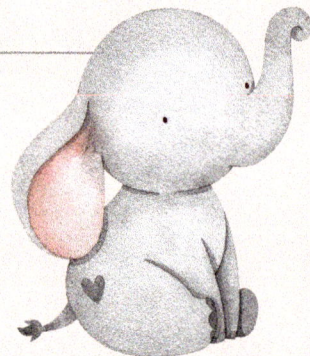

Dear Baby

I hope you learn_____

I hope you aren't afraid_____

I hope you love_____

I hope you get_____

I hope you have your mom's_____

I hope you have your dad's_____

I hope you become_____

and I hope you_____

With love

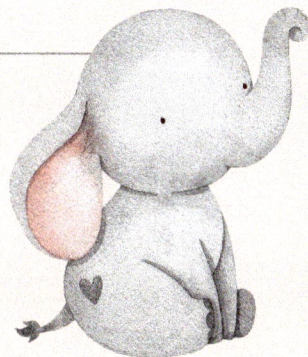

Dear Baby

I hope you learn _____

I hope you aren't afraid _____

I hope you love _____

I hope you get _____

I hope you have your mom's _____

I hope you have your dad's _____

I hope you become _____

and I hope you _____

With love

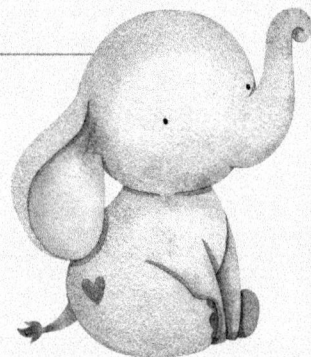

Dear Baby

I hope you learn _____

I hope you aren't afraid _____

I hope you love _____

I hope you get _____

I hope you have your mom's _____

I hope you have your dad's _____

I hope you become _____

and I hope you _____

With love

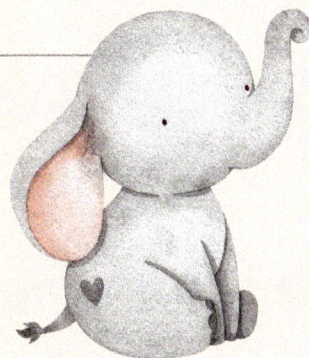

Dear Baby

I hope you learn _____

I hope you aren't afraid _____

I hope you love _____

I hope you get _____

I hope you have your mom's _____

I hope you have your dad's _____

I hope you become _____

and I hope you _____

With love

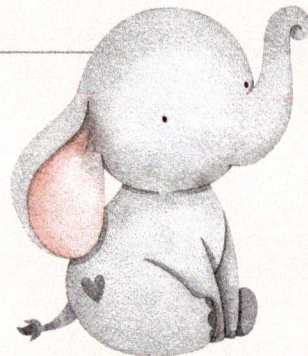

Dear Baby

I hope you learn _____

I hope you aren't afraid _____

I hope you love _____

I hope you get _____

I hope you have your mom's _____

I hope you have your dad's _____

I hope you become _____

and I hope you _____

With love

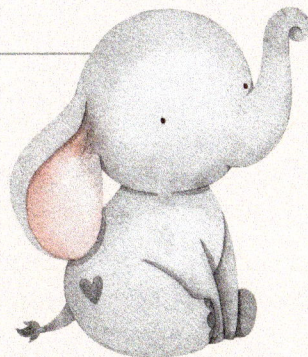

Dear Baby

I hope you learn _____

I hope you aren't afraid _____

I hope you love _____

I hope you get _____

I hope you have your mom's _____

I hope you have your dad's _____

I hope you become _____

and I hope you _____

With love

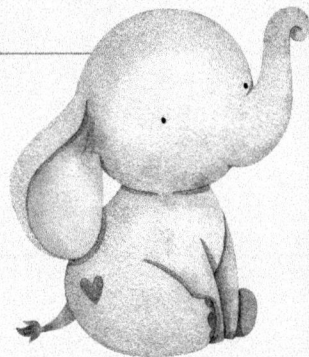

Dear Baby

I hope you learn _____

I hope you aren't afraid _____

I hope you love _____

I hope you get _____

I hope you have your mom's _____

I hope you have your dad's _____

I hope you become _____

and I hope you _____

With love

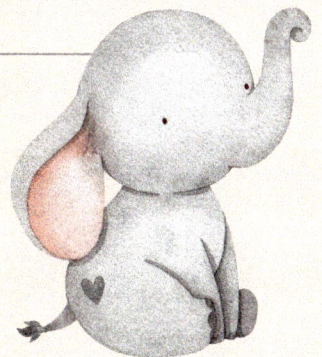

Dear Baby

I hope you learn _____

I hope you aren't afraid _____

I hope you love _____

I hope you get _____

I hope you have your mom's _____

I hope you have your dad's _____

I hope you become _____

and I hope you _____

With love

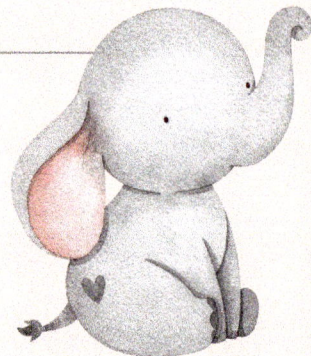

Dear Baby

I hope you learn _____

I hope you aren't afraid _____

I hope you love _____

I hope you get _____

I hope you have your mom's _____

I hope you have your dad's _____

I hope you become _____

and I hope you _____

With love

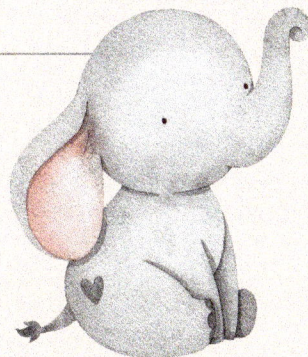

Dear Baby

I hope you learn _____

I hope you aren't afraid _____

I hope you love _____

I hope you get _____

I hope you have your mom's _____

I hope you have your dad's _____

I hope you become _____

and I hope you _____

With love

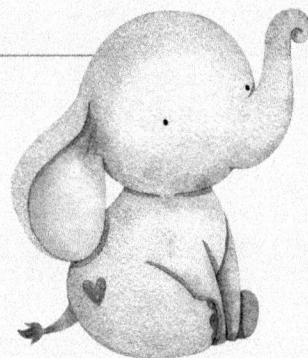

Dear Baby

I hope you learn _____

I hope you aren't afraid _____

I hope you love _____

I hope you get _____

I hope you have your mom's _____

I hope you have your dad's _____

I hope you become _____

and I hope you _____

With love

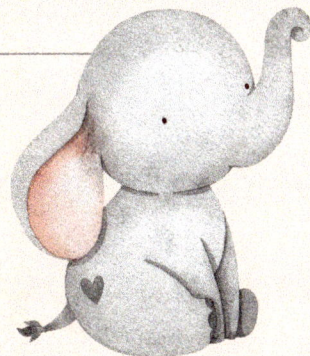

Dear Baby

I hope you learn _____

I hope you aren't afraid _____

I hope you love _____

I hope you get _____

I hope you have your mom's _____

I hope you have your dad's _____

I hope you become _____

and I hope you _____

With love

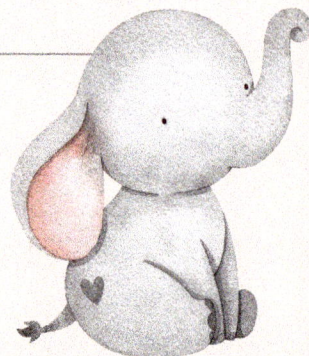

Dear Baby

I hope you learn _____

I hope you aren't afraid _____

I hope you love _____

I hope you get _____

I hope you have your mom's _____

I hope you have your dad's _____

I hope you become _____

and I hope you _____

With love

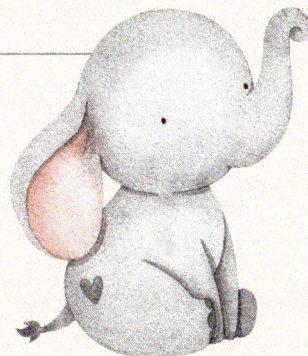

Dear Baby

I hope you learn _____

I hope you aren't afraid _____

I hope you love _____

I hope you get _____

I hope you have your mom's _____

I hope you have your dad's _____

I hope you become _____

and I hope you _____

With love

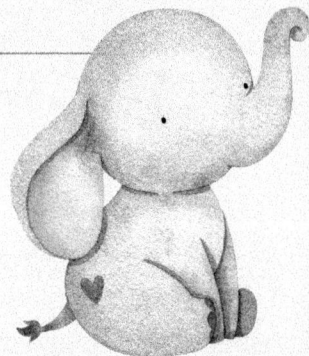

Dear Baby

I hope you learn _____

I hope you aren't afraid _____

I hope you love _____

I hope you get _____

I hope you have your mom's _____

I hope you have your dad's _____

I hope you become _____

and I hope you _____

With love

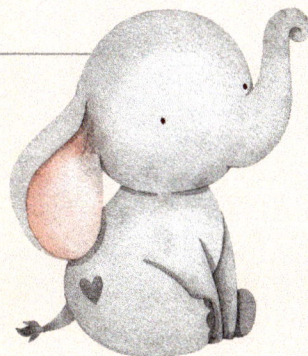

Dear Baby

I hope you learn _____

I hope you aren't afraid _____

I hope you love _____

I hope you get _____

I hope you have your mom's _____

I hope you have your dad's _____

I hope you become _____

and I hope you _____

With love

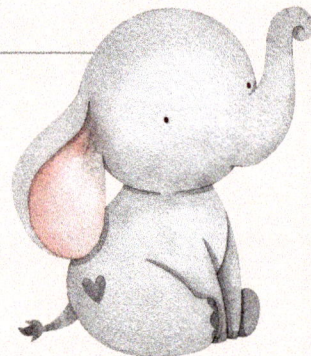

Dear Baby

I hope you learn _____

I hope you aren't afraid _____

I hope you love _____

I hope you get _____

I hope you have your mom's _____

I hope you have your dad's _____

I hope you become _____

and I hope you _____

With love

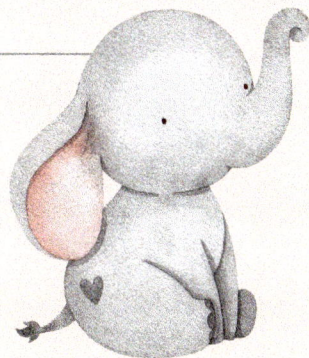

Dear Baby

I hope you learn _____

I hope you aren't afraid _____

I hope you love _____

I hope you get _____

I hope you have your mom's _____

I hope you have your dad's _____

I hope you become _____

and I hope you _____

With love

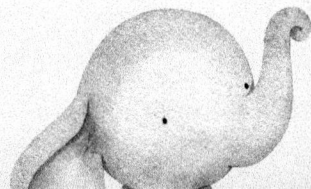

Dear Baby

I hope you learn _____

I hope you aren't afraid _____

I hope you love _____

I hope you get _____

I hope you have your mom's _____

I hope you have your dad's _____

I hope you become _____

and I hope you _____

With love

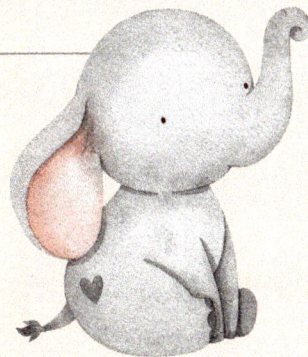

Dear Baby

I hope you learn _____

I hope you aren't afraid _____

I hope you love _____

I hope you get _____

I hope you have your mom's _____

I hope you have your dad's _____

I hope you become _____

and I hope you _____

With love

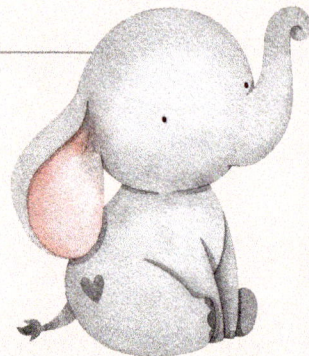

Dear Baby

I hope you learn_____

I hope you aren't afraid_____

I hope you love_____

I hope you get_____

I hope you have your mom's_____

I hope you have your dad's_____

I hope you become_____

and I hope you_____

With love

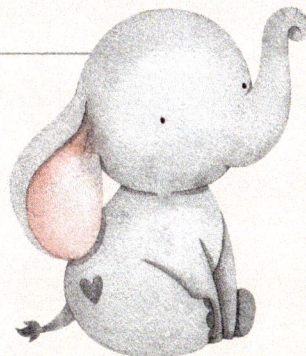

Dear Baby

I hope you learn_____

I hope you aren't afraid_____

I hope you love_____

I hope you get_____

I hope you have your mom's_____

I hope you have your dad's_____

I hope you become_____

and I hope you_____

With love

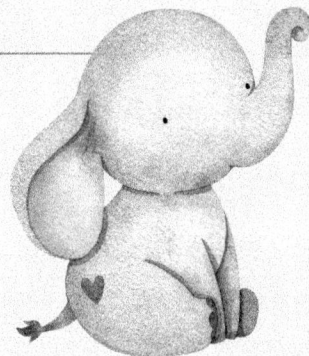

Dear Baby

I hope you learn _____

I hope you aren't afraid _____

I hope you love _____

I hope you get _____

I hope you have your mom's _____

I hope you have your dad's _____

I hope you become _____

and I hope you _____

With love

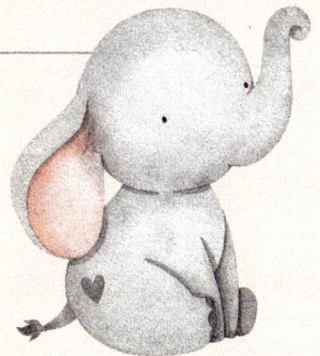

Gift Log

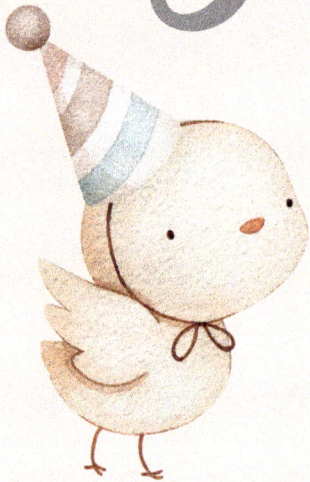

Name	Gift

Name	Gift

Name	Gift

Name	Gift

Name	Gift

Name	Gift

Name	Gift

Name	Gift

Name	Gift

Name	Gift

Name	Gift

9 781839 900990